DE LA NATURE

DE LA FIÈVRE PUERPÉRALE

DE LA NATURE

DE LA

FIÈVRE PUERPÉRALE

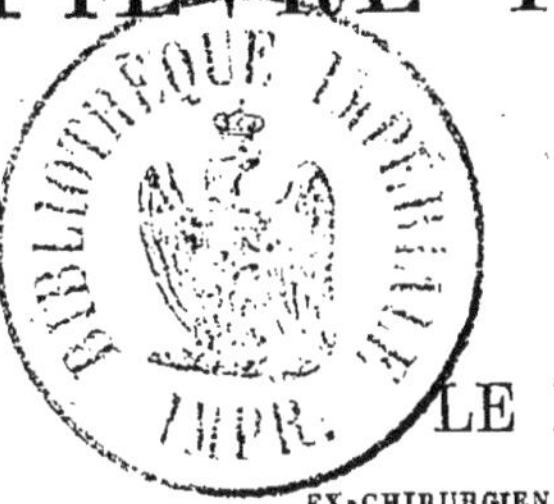

PAR

LE Dr BERNE

EX-CHIRURGIEN EN CHEF DE LA CHARITÉ,
PROFESSEUR A L'ÉCOLE DE MÉDECINE DE LYON,
MEMBRE TITULAIRE DE LA SOCIÉTÉ IMPÉRIALE DE MÉDECINE
ET DE LA SOCIÉTÉ DES SCIENCES MÉDICALES DE LA MÊME VILLE,
MEMBRE CORRESPONDANT DE L'ACADÉMIE DES SCIENCES DE TOULOUSE,
ET DE LA SOCIÉTÉ DE MÉDECINE DE CHAMBÉRY,
ETC., ETC.

LYON
IMPRIMERIE D'AIMÉ VINGTRINIER
rue Belle-Cordière, 14

1866

DE LA NATURE

DE LA FIÈVRE PUERPÉRALE

Messieurs les Administrateurs,

Un usage que vous avez établi depuis longtemps impose au chirurgien-major dont les fonctions vont cesser le devoir d'exposer devant un tribunal d'élite le rapport de ce qui s'est passé dans son service pendant le temps qu'il l'a dirigé.

Ce devoir me semble important à remplir. Plus l'emploi que vous nous avez confié est élevé, plus nous vous devons prouver que nous avons été à la hauteur de la mission acceptée.

J'ai pensé que, pour entrer dans vos vues, il était convenable de ne point détailler seulement un compte-rendu plus ou moins complet, et j'ai tenu à vous montrer, en traitant un sujet spécial, qu'il m'a été donné de réfléchir sérieusement et de me faire une opinion personnelle sur les questions les plus importantes de l'obstétrique, questions qui, plus que jamais, sont maintenant à l'ordre du jour.

Il y a quelques années, un de mes prédécesseurs, dans une occasion semblable, s'occupait des causes de dystocie. C'était là un sujet digne d'une autorité et d'une expérience aussi légitimes que la sienne, et M. Bouchacourt, en traitant cette œuvre importante, n'a laissé que bien peu à glaner à ceux qui, après lui, auraient voulu revenir sur cette étude. J'aborderai aujourd'hui une question différente ; je tâcherai de vous retracer quelques points du tableau si difficile de ce que l'on peut appeler les suites de couches compliquées.

Si, à côté des accouchements naturels se présentent des accouchements difficiles, dans lesquels des causes de dystocie viennent entraver le travail de la parturition, il y a aussi, et malheureusement trop souvent, à côté des suites de couches simples d'autres suites de couches compliquées. C'est à l'étude de ces dernières que je consacrerai ce travail.

Je ne pourrai passer en revue toutes les maladies de l'état puerpéral, un aussi vaste sujet réclamerait les limites d'un grand ouvrage et ne pourrait être retracé que d'une manière beaucoup trop rapide et trop incomplète dans un discours. Je me bornerai à n'aborder qu'un point de ce problème pathologique et ne vous parlerai que des suites de couches compliquées de fièvre puerpérale.

Ce sujet mérite un examen approfondi ; plus de 3,000 malades disparaissent chaque année, frappées de ce redoutable fléau, et quand on a vu de près quelques-unes de ces épidémies puerpérales si fréquentes de nos jours, on comprend quelle question d'humanité se rattache à la solution de ce problème.

Depuis quelques années, le corps médical hospitalier s'efforce de rechercher les véritables voies hygiéniques qui pourront permettre de donner dans les hôpitaux des soins plus en rapport d'efficacité avec l'importance des efforts dépensés. — C'est surtout pour les maternités que ce service peut et doit être rendu ; il importe donc que tout médecin spécial s'applique à appeler votre attention sur ce point. A nous, Messieurs, de décrire l'affection, d'en rechercher les causes, d'en spécifier la nature ; à vous ensuite reviendra le mérite et l'honneur de réaliser les indications hygiéniques que l'expérience et la science nous auront démontrées nécessaires pour dominer cette redoutable complication.

Peu de questions soulèvent autant de problèmes que l'étude de la fièvre puerpérale, et de problèmes plus complexes de pathologie, de physiologie et de thérapeutique. Des discussions retentissantes à son sujet ont longtemps occupé l'Académie de médecine ; des travaux importants et nombreux ont été produits, et cependant, contre toute prévision, la lumière n'est pas encore faite. Quand un esprit non prévenu cherche à reconnaître la vérité au milieu de toutes ces opinions si diverses, de tous ces travaux, de toutes ces théories, de toutes ces explications, il arrive malheureusement bien vite à se convaincre de l'incertitude, de la confusion dont se trouve encore enveloppée cette grande question.

Loin de moi la pensée que tous ces efforts doivent être regardés comme n'ayant eu aucun résultat utile ; je crois, au contraire, que, grâce à eux, le moment approche où il sera possible de distinguer les erreurs de chaque auteur d'avec les vérités qu'il aura eu l'honneur de révéler ; grâce à eux, nous aurons une connaissance plus approfondie de la maladie, soit pour en spécifier la nature, en établir les formes, en distinguer les symptômes, en régler la thérapeutique.

Placé sur un théâtre où je n'ai eu que trop souvent à observer des faits de fièvre puerpérale, j'ai dû réfléchir bien des fois sur cette affection, j'ai dû chercher à connaître le plus possible l'ensemble des travaux inspirés par l'étude de cette maladie : c'est le résultat de quelques-unes de ces réflexions que je viens soumettre aujourd'hui à votre indulgente appréciation.

Nous devons, en premier lieu, nous occuper de la nature de la fièvre puerpérale. Je n'entends pas, en abordant cette étude, traiter de la nature intime, de l'essence même de la maladie. Les essences sont « indéfinissables, a écrit depuis « longtemps le comte de Maistre, c'est-à-dire inconnaissa- « bles par voie de définition; car pour exposer de cette « manière ce qu'elles sont, il faudrait pouvoir les mettre en « équation; or, une essence ne pouvant être comparée qu'à « elle-même, il devient démontré qu'elle ne peut être con- « nue en essence que par intuition ou, ce qui revient au « même, par son nom. » Quel est, du reste, le chimiste ou le physicien qui essaierait de vouloir pénétrer la nature intime de l'oxygène ou de l'électricité.

Décrire la nature de la fièvre puerpérale, ce sera pour nous rechercher l'ordre d'association, de succession, de subordination des phénomènes morbides qui la caractérisent, ce sera rechercher les faits principes qui nous paraissent exister au début du mal et tenir sous leur dépendance l'évolution des autres phénomènes et arriver ainsi, comme le disait en 1858 M. Guérard, à déterminer par cela même la place qui revient à cette maladie dans le cadre nosologique. C'est en partie à cette étude qu'ont été consacrés les travaux de l'Académie de médecine lors de la mémorable discussion de 1858.

Les opinions les plus dissemblables, les hypothèses les plus variées et les plus contradictoires ont été admises sur la nature de la fièvre puerpérale.

Un examen approfondi doit, ce me semble, être fait tout d'abord de ces diverses théories; nous pourrons ensuite plus facilement et plus naturellement, énoncer celle à laquelle nous croyons devoir nous rallier.

Une des théories les plus anciennes est la théorie des métastases et des dépôts laiteux; elle a eu le privilége d'obtenir l'adhésion de presque tous les auteurs du XVIIIe siècle. L'examen superficiel des liquides déposés au niveau du péritoine, la couleur trouble et blanchâtre que présente parfois le sérum du sang amenèrent quelques observateurs à regarder comme identiques au lait, les produits de nouvelle formation observés dans les autopsies des femmes mortes pendant la période puerpérale. Quelques erreurs physiologiques, acceptées à cette époque, accréditèrent singulièrement cette doctrine. Ainsi, l'on enseignait que le fœtus se nourrissait du lait formé de toutes pièces dans les artères et mêlé directement au sang des vaisseaux utéro-placentaires. Les glandes mammaires étaient alors regardées comme de simples organes d'élimination destinés à laisser écouler le lait après le travail de l'accouchement. Toutes les maladies survenues chez la femme accouchée étaient dès lors considérées comme dues à la présence du lait dans les humeurs, et au dépôt de ce produit soit au niveau de l'utérus, au niveau du péritoine ou de tout autre organe.

Rien de surprenant que les remèdes en vogue à ce moment n'aient été des vomitifs, des purgatifs, des sudorifiques; ils étaient décorés du nom d'antilaiteux, et ne devaient-ils pas, du reste, avec les doctrines adoptées presque universellement, sembler s'adresser aussi directement que possible à la cause même présumée des accidents.

De grandes autorités Puzos, White, Doucet, Bordeu ont

tour à tour défendu ces idées, et ces quelques phrases de ce dernier auteur montrent avec quelle conviction.

« J'ai vu plusieurs fois, dit-il, des amas de fromage véri-
« table et de lait aigri sous l'épiderme des femmes en cou-
« ches. J'ai vu des dépôts extérieurs qui n'étaient que du
« lait ramassé et figé ; j'ai vu comme du lait caillé, comme
« du petit lait, et en telle quantité, une fois surtout, que le
« chirurgien qui ouvrait le corps ramassait à pleines mains
« ce lait caillé paraissant à peine dénaturé.

« Je n'ai jamais douté, ajoute-t-il, depuis que je vois des
» malades, de l'existence du reflux des dépôts laiteux;
» j'en ai observés jusque sur la dure-mère. »

On est loin de penser, au premier abord, que Broussais lui-même ait pu adhérer à de pareilles théories, et cependant, en 1808, il écrivait ces quelques phrases dans un traité sur les phlegmasies ; elles sont relatées dans la nosographie médicale du professeur Bouillaud.

« On ne saurait nier, dit-il, qu'une foule de causes ne
» puisse fermer les pores exhalants de la matrice et du
» sein. Quand ce phénomène a lieu, il faut une issue aux
» fluides repoussés dans leurs vaisseaux excréteurs. Or, si
» la constriction capillaire qui fait rétrograder le lait et les
» lochies est égale dans les tissus de la peau, des reins et
» de la muqueuse gastrique, n'est-il pas possible que ces
» fluides soient exprimés par les exhalants du péritoine et
» qu'une ascite soit produite comme après la suppression

» de la transpiration, avant que l'action augmentée du » péritoine soit portée au degré de la phlogose? Dans ces » cas, la péritonite serait l'effet de la souffrance des exhalants peu faits pour un pareil fluide et de l'action irritante » de ce corps étranger qui, sitôt extravasé, n'est plus susceptible de se résorber. »

Singulières paroles dans la bouche de celui qui devint plus tard le défenseur le plus exagéré du solidisme le plus exclusif.

Depuis lors, des moyens d'investigation plus parfaits ont permis de distinguer plus sûrement les qualités différentielles du sang, du lait et du pus. Des données physiologiques plus complètes ont appris que le lait ne préexiste pas tout formé dans le sang. Peut-être pourrait-on soutenir que si le lait n'est point en communication directe avec les vaisseaux lymphatiques ou sanguins, du moins on trouve dans le sang, les éléments même qui devront plus tard servir à le constituer. Rien que de naturel, par conséquent, d'attribuer les dépôts plastiques ou purulents que l'on rencontre si fréquemment pendant la période puerpérale à cette modification spéciale du sang imprégné de nouveaux éléments par le fait même de la grossesse. Mais il y a loin de là, à une théorie complète sur la nature de la fièvre puerpérale. Cette composition du sang est la même chez toutes les femmes qui accouchent, et comme elles sont loin de présenter toutes, après l'accouchement, les accidents puerpéraux, il faut bien admettre que ce n'est point là, la cause essentielle qui les y prédispose.

Avant cette théorie, avait régné pendant de longues années celle des anciens que l'on peut encore appeler celle d'Hippocrate. D'après cette doctrine, les accidents puerpéraux dépendraient toujours de la suppression des lochies. Cette opinion, bien que grossièrement fausse, si on veut la prendre à la lettre, mérite cependant d'être rapportée, et l'on pourrait dire qu'elle tend à ramener à la vérité, parce qu'elle attire plus spécialement l'attention sur les modifications même de l'utérus.

Je laisse de côté l'opinion peu accréditée de quelques auteurs qui ont considéré la fièvre puerpérale comme une simple forme de fièvre typhoïde. Ainsi, pour Borsieri, la fièvre puerpérale est simplement la fièvre putride ou maligne pendant la période puerpérale ; ainsi, Pinel envisage la fièvre puerpérale comme une simple péritonite pouvant se compliquer des six ordres de fièvres décrites dans sa nosographie.

Depuis Hulme et Strother qui, en 1708, créa le premier le mot de fièvre puerpérale, les auteurs qui se sont occupés de cette question peuvent être divisés en trois catégories.

Les uns, plus spécialement appelés *localisateurs*, ont cherché à subordonner les symptômes généraux, à de certaines lésions existant dès le début et occasionnant les phénomènes divers de la maladie.

Les autres, connus sous le nom d'*essentialistes*, ont soutenu qu'au début, il y avait tout d'abord une modification générale de l'organisme, et d'après eux, ce ne serait que bien plus tard que se réaliseraient les localisations révélées par l'anatomie pathologique.

D'autres enfin ont considéré la fièvre puerpérale comme identique à la fièvre chirurgicale des blessés. Ces derniers peuvent eux-mêmes se diviser en localisateurs et en essentialistes, suivant leur manière d'interpréter les phénomènes de la pyoémie ou de la résorption purulente.

Des divisions bien tranchées séparent encore les opinions des auteurs que nous venons de ranger sous ces trois bannières.

Ainsi, parmi les localisateurs, quelques-uns n'ont vu dans la fièvre puerpérale qu'une inflammation du péritoine. Telle est l'opinion de Baudelocque ; elle est énoncée, du reste, en termes assez explicites : « Dès qu'il a été démontré, dit-il, « que la fièvre puerpérale n'est qu'une inflammation du « péritoine, on est conduit naturellement à avoir recours « aux moyens que l'on sait être les plus efficaces dans les « inflammations, en prenant pour type l'inflammation par « cause externe. »

Pour d'autres localisateurs, pour M. Beau, par exemple, la lésion primitive est de deux espèces. Tantôt elle se réalise du côté du péritoine, c'est une péritonite; tantôt du côté de la matrice, et, dans ce cas, ou le tissu proprement dit est affecté, c'est alors une métrite parenchymateuse, ou les vaisseaux de cet organe sont plus spécialement enflammés, c'est une métrite vasculaire ou une angio-métrite.

Telle est à peu près l'opinion de M. Jacquemier. Elle se résume dans ces quelques lignes :

« En définitive, l'inflammation simultanée ou très rap-
« prochée de l'utérus dans un ou plusieurs de ses éléments
« et du péritoine est assez ordinaire pour que l'on puisse
« donner à la maladie le nom de métro-péritonite, nonobs-
« tant les traces d'inflammation et de suppuration que l'on
« rencontre dans d'autres organes. Mais ces dernières lé-
« sions ne donnent pas à la fièvre puerpérale son expression
« symptomatique, comme l'inflammation du péritoine avec
« ou sans celle de l'utérus et de ses annexes. »

En affirmant que, dans la fièvre puerpérale, la lésion est toujours soit une métrite, soit une péritonite, soit une métro-péritonite, les localisateurs étaient exposés à voir leur opinion souvent contredite. Dans bien des cas, en effet, l'autopsie révèle des accidents différents sans que l'on puisse trouver trace de ceux qui ont été seuls mentionnés par les auteurs que nous venons de citer.

Peu à peu, et à mesure que les progrès de l'anatomie pathologique furent plus grands, à mesure que les recherches furent plus complètes, l'horizon des localisateurs s'est agrandi, et l'on est arrivé à rattacher à la fièvre puerpérale non-seulement la métrite et la péritonite, mais encore l'ovarite, le phlegmon des ligaments larges, la phlébite des veines du bassin, la phlébite utérine, celle des membres inférieurs, les suppurations pelviennes et d'autres altérations encore que nous aurons plus tard occasion de passer en revue.

M. Jacquemier signale bien quelques-unes de ces lésions; il parle d'ovarite, de phlegmon des ligaments larges, de suppurations pelviennes, mais sans les rattacher directement à la fièvre puerpérale. Il cherche, au contraire, à les différencier de cette maladie, tout en avouant qu'il lui est impossible d'assigner entre ces états et la fièvre puerpérale de caractères distinctifs spéciaux.

Singulière contradiction. L'auteur entrevoit bien une partie de la vérité, mais n'arrive pas à la présenter d'une façon complète. Tout en appelant l'attention sur ces diverses lésions, il reste avec Baudelocque dans le camp des localisateurs qui ne voient dans la fièvre puerpérale qu'une simple métro-péritonite.

Aujourd'hui, grâce aux progrès de l'anatomie pathologique, la plupart des localisateurs actuels acceptent, comme appartenant à la fièvre puerpérale, toutes ces lésions diverses dont je viens de parler, et l'on peut ajouter que depuis quelques années, les travaux entrepris dans ce sens ont eu pour résultat d'assigner de certains groupes symptomatiques bien tranchés à chacune de ces diverses lésions. MM. Béhier, Pajot, Hervieux sont ceux qui, dans ces derniers temps, ont défendu cette opinion avec le plus d'autorité et le plus de conviction. C'est pour l'ensemble de ces auteurs que l'on peut établir, par exemple, les propositions suivantes :

La fièvre puerpérale n'existe pas dans le sens que l'on attache habituellement à ce mot. Cette séduisante et commode hypothèse, c'est le chaos, c'est le retour à l'enfance de l'art, c'est la négation de toute source de diagnostic en matière de puerpéralité.

En 1858, telles étaient les affirmations du professeur Bouillaud; il faisait observer avec beaucoup de justesse que l'opinion des localisateurs avait pu être combattue sérieusement, alors que l'anatomie pathologique encore incomplète se bornait à constater soit une métrite, soit une péritonite, mais aujourd'hui il n'en est plus de même.

A l'époque où l'on ne savait pas reconnaître le groupe de symptômes correspondant à tel ou tel ordre de lésions cadavériques, des praticiens distingués ont pu les rattacher à une seule maladie inconnue dans son essence, en se contentant de décrire certaines formes particulières. Mais en présence des résultats si précis que nous fournit l'examen nécroscopique, en face de la relation si évidente que nous sommes à même de constater chaque jour entre ces prétendues formes et tel ou tel ordre d'altérations cadavériques, il est vraiment bien étrange que cette théorie ait pu être soutenue dans ces derniers temps en pleine Académie et par des médecins du plus grand mérite.

Les localisateurs peuvent donc, en résumé, se diviser en deux catégories : 1° les localisateurs réservés, incomplets, Baudelocque, Beau, Jacquemier ; 2° les localisateurs complets, Béhier, Pajot, Hervieux, pour n'en citer que quelques-uns.

D'autres accoucheurs ont compris la nature de la fièvre puerpérale d'une toute autre façon. Pour eux, la fièvre puerpérale est tout d'abord une modification générale de l'organisme, préexistant avant toute espèce de lésion locale. La fièvre, comme on l'enseigne en pathologie générale, peut être une fièvre essentielle ou une fièvre symptomatique ; la première se manifestant tout d'abord par une modification générale de l'organisme, se traduisant ensuite par des lésions variées, la fièvre symptomatique étant au contraire un travail de réaction ayant tout d'abord un point de départ localisé.

MM. Dubois et Depaul se sont faits les représentants de l'opinion essentialiste, c'est-à-dire de l'opinion qui voit dans la fièvre puerpérale une fièvre essentielle, idée soutenue du reste antérieurement par Stael.

Les doctrines de M. Depaul sont exprimées aussi nettement que possible et je ne puis mieux faire que de transcrire textuellement ses propres paroles : « Les auteurs qui se sont occupés de la question doivent se diviser en deux catégories : ceux qui conservent la dénomination de fièvre puerpérale en éloignant toute idée de fièvre essentielle primitive, et ceux au contraire qui croient à une modification générale de l'organisme préexistant à toute lésion locale. Cette opinion est celle que j'adopte, et depuis le commencement de ce siècle, les partisans de cette idée deviennent de plus en plus nombreux, j'ajoute même que l'on trouve parmi eux que leur position a mis à même de mieux juger la question.

Pour M. Dubois, son opinion, quoique moins tranchée, est assez nettement exprimée pour que l'on puisse le considérer comme un des chefs les plus autorisés de la bannière essentialiste. Seulement, l'illustre accoucheur s'efforce de prouver qu'en admettant l'essentialité d'un cas fébrile il ne rejette pas toute idée d'altération, soit des tissus soit du liquide circulatoire.

« Les pathologistes modernes, écrit M. Dubois, n'entendent plus par fièvre essentielle une maladie qui consisterait dans une simple perturbation de la vie, une altération du principe vital ; que quelques parties liquides ou solides soient altérées par la maladie que l'on désigne sous le nom de fièvre essentielle, c'est un fait qui n'est plus douteux pour personne, mais cette partie, cette altération, quelles sont-elles ? Voilà ce que l'on n'a pas encore saisi, ce que l'on n'a pas encore localisé, malgré les efforts de la médecine moderne. Les succès dont on serait flatté à cet égard n'ont pas été de longue durée, et combien d'erreurs n'ont-elles pas été constatées. Mieux instruits, les médecins n'ont pas tardé à voir qu'ils prenaient

« dans leur ardeur de localisation l'effet pour la cause, que « les altérations qu'ils regardaient comme la maladie elle-« même n'étaient que des résultats de la maladie, et que « l'altération primitive leur échappait même dans les cas où « ils avaient cru la trouver. »

« Pendant plusieurs années, ajoute M. Dubois, la fièvre « puerpérale fut effacée du cadre nosologique et l'on ne vit « plus que des métrites, des péritonites ; sa réaction en fa-« veur des fièvres devait en amener une dans la manière de « considérer les affections aigues des femmes en couches. « Pour nous, l'existence d'une fièvre puerpérale n'est pas « douteuse. »

La théorie essentialiste ainsi étayée de l'autorité des Dubois, des Depaul. a trouvé, comme on devait s'y attendre, de nombreux partisans chez les élèves de ces deux illustres maîtres. MM. Charrier, Tarnier, Témoin ont exposé tour à tour et affirmé cette doctrine dans une série de travaux importants. Pour nous, nous n'hésitons pas cependant à rejeter cette opinion dans le sens que ces auteurs ont voulu lui attribuer. Dès que la fièvre existe, dès que la malade présente ce tableau si caractéristique et si bien défini par nombre d'auteurs, nous croyons qu'elle est déjà atteinte de lésions locales graves, causes premières de la fièvre, tout en reconnaissant que plus tard d'autres lésions ultimes pourront survenir à une période plus avancée.

Mais n'anticipons pas sur la discussion de toutes ces doctrines. Outre la théorie des anciens et des métastases laiteuses, outre la théorie des localisateurs et celle des essentialistes, il en est encore une qu'il nous reste à examiner.

Il y a bientôt quinze ans, le docteur Simpson, d'Edimbourg, s'appliqua à faire ressortir les analogies nombreuses qui lui semblaient exister entre l'état d'une femme accouchée et celui d'une malade qui vient de subir une grande opération chirurgicale. Il signala, par exemple, dans l'un et l'autre cas, les vaisseaux ouverts, l'ébranlement nerveux, la tendance des deux plaies à s'éloigner du type normal de leur réparation, lorsque des accidents surviennent. Il démontra que dans la fièvre puerpérale, c'est le plus souvent par les inflammations veineuses et les sécrétions purulentes multipliées, formées dans divers organes, que la mort est occasionnée. Les mêmes observations ont lieu pour les individus soumis à des opérations chirurgicales.

Dans un tableau statistique, il représenta les résultats fournis par l'autopsie dans 134 cas de fièvre puerpérale, puis, comparant l'anatomie pathologique de la fièvre chirurgicale à l'anatomie pathologique de la fièvre puerpérale, il démontra que, dans l'un et l'autre cas, la mort était due à des péritonites, des pneumonies, des pleurésies, des collections de pus dans les articulations, dans les veines, les lymphatiques. Dans l'une et l'autre maladie, multiplicité et similitude des lésions.

Simpson faisait encore ressortir une circonstance particulière : lorsque les plaies des organes pelviens donnent lieu chez l'homme à une fièvre chirurgicale, la maladie se complique ordinairement de péritonite. Dans les cas d'accouchements suivis de fièvre puerpérale, c'est l'utérus, siége de la plaie, qui devient aussi le siége primitif de l'inflammation, inflammation qui s'étend ensuite par continuité de tissus jusqu'aux dépendances de cet organe et au péritoine. Ces quelques signes suffisent, je crois, pour faire connaître l'opinion du pathologiste anglais. On peut rattacher à cette manière de voir les idées émises par Trousseau, Cruveilhier, Hervez de Chegoin, Velpeau, Behier, Pajot.

Ainsi, pour M. Trousseau, la maladie dite fièvre puerpérale ne diffère pas de la fièvre chirurgicale ou de résorption purulente, et dans la presque universalité des cas, la plaie placentaire ou le traumatisme, quel qu'il soit, est la cause première de la maladie.

Pour M. Cruveilhier, la nature de la fièvre puerpérale est d'une détermination facile, c'est la fièvre traumatique des femmes nouvellement accouchées. On peut comparer la femme qui vient d'accoucher à un individu qui vient de subir une grave opération chirurgicale ou une blessure. Chez tous les deux, vous avez un ébranlement nerveux considérable, des douleurs vives et prolongées, de l'épuisement, des émotions variées; une solution de continuité, des vaisseaux divisés. Chez tous les deux, il faut pour que a séparation se fasse une réaction suffisante, une fièvre qui survient vers le deuxième ou le troisième jour, et qui, chez la femme en couches, s'appelle fièvre de lait, quoiqu'elle n'est pas de rapports avec la sécrétion lactée avec laquelle elle coïncide seulement.

Sans affirmer aussi nettement son opinion, M. Velpeau est une des autorités qui ont le plus contribué à soutenir cette manière de voir par ses nombreuses recherches sur l'infection purulente, sur la pleurésie purulente. Dès 1826, les travaux sur ces dernières questions avaient été publiés dans la *Revue médicale*.

M. Hervez de Chégoin affirmait aussi ces idées dans son discours de 1858. Pour lui la fièvre puerpérale n'est qu'une infection putride ou purulente dont le foyer est toujours dans l'utérus. (*Morbus totus ab utero procedit.*)

Dans une bonne thèse de 1857, M. Dumontpallier avait déjà développé cette pensée ; on peut même dire que l'élève, dans cette circonstance, s'était montré plus circonspect que le maître en présumant que la fièvre puerpérale n'était pas cependant toujours constituée par un de ces deux états. Les conclusions de ce travail sont assez nettes pour mériter d'être citées. « Dans un certain nombre d'observations, » écrit l'auteur, la fièvre puerpérale offre une similitude » parfaite dans ses symptômes et dans sa marche avec les « symptômes et la marche de l'infection purulente des « blessés, début brusque, frissons erratiques et multiples, « dépôt multiple de pus dans les organes parenchymateux « et dans les cavités séreuses et synoviales, point de départ « une phlébite utérine, une vaste plaie placentaire suppu-

« rante en contact avec les tissus béants qui ne présentent « que rarement des caillots oblitérateurs. D'autres fois, « symptômes d'infection générale rapide sans collection « purulente dans les veines utérines, mais altération sa- « nieuse, gangreneuse de la matrice; sanie abondante et « d'une grande fétidité dans la cavité utérine, sinus utérins « béants, matière sanieuse et fétide contenue dans les vei- « nes utérines. Dans le premier cas, infection purulente, « dans le second, infection putride; point de départ com- « mun, la surface interne de l'utérus. »

Il suffit de parcourir le dernier travail de M. Béhier pour se rendre compte de l'appui qu'il donne aussi à cette théorie, et les défenseurs de cette opinion doivent lui savoir gré du soin qu'il a pris de démontrer contre les assertions émises à la tribune académique par M. Depaul, que la plaie utérine est bien réelle, positive, et que, si elle ne présente pas des nerfs, des os, des muscles, de la peau, de divisés, on y trouve au moins de l'hémorrhagie, une solution de continuité de vaisseaux, des veines surtout. C'est au point de vue pathologique le fait capital, essentiel.

Dans la discussion de 1858, M. Depaul semblait supprimer la valeur de cette manière d'envisager la fièvre puerpérale, en soutenant que l'on interprétait mal le mécanisme suivant lequel s'opérait l'expulsion du placenta, et l'exfoliation de la muqueuse utérine et qu'il n'y avait là rien de comparable aux plaies des blessés et des opérés. « Où est la peau, disait-il, où sont les nerfs, où sont les os, les artères, les veines divisées ? » Les travaux de M. Robin à la Société de biologie (Mémoire de 1857, t. 9, p. 34 et 41), le mémoire de M. Rougier sur les organes érectiles de la femme confirment au contraire pleinement cette manière de voir.

En partant des mêmes principes, M. Mattei, dans un travail publié en 1858, divisait la fièvre puerpérale en deux degrés :

Au premier degré, inflammation légère de la muqueuse utérine avec congestion sympathique des seins. Fièvre puerpérale éphémère, improprement appelée fièvre de lait.

Au deuxième degré, inflammation étendue jusqu'aux tissus profonds, fièvre puerpérale inflammatoire, péritonite, phlegmon péri-utérin, phlébite et lymphite oblitérantes.

Au troisième degré, inflammation de la surface interne des vaisseaux, résorption et infection purulente.

Au quatrième, résorption des matières putrides ne dépassant pas les organes ou les vaisseaux voisins de l'utérus. Fièvre puerpérale et infection putride localisées, escarres du vagin et de la vulve.

Au cinquième degré, résorption et infection putride générale promptement mortelle, fièvre puerpérale et infection putride généralisées.

Il y a sans doute dans cette classification bien des détails discutables, mais certainement elle est faite sous l'influence des idées de Simpson et c'est pour cela que nous avons cru devoir l'énoncer.

Formulée en termes différents, l'opinion de M. Guérin vient aussi se ranger sous le même drapeau. « Dès 1840, dit-il, lorsque je m'occupais de la doctrine physiologique des plaies, je ne tardai pas à m'apercevoir que l'histoire physiologique de la fièvre puerpérale pouvait devenir tributaire de mes études sur l'organisation des plaies qui se produisent hors du contact de l'air », et plus tard il ajoute : « A la suite de l'accouchement physiologique, que voyons-nous ? L'utérus revient incessamment sur lui-même, la cavité utérine s'oblitère petit à petit par le rapprochement, par le froncement de la surface utérine. La plaie utérine se présente alors avec toutes les conditions de la plaie couverte, fermée, de la plaie qni s'organise sans suppuration, de la plaie sous-cutanée. Au contraire, dans quelques conditions, au lieu d'une plaie fermée, on a une plaie ouverte, exposée au contact avec l'atmosphère, et comme conséquence nécessaire de cette disposition, une plaie suppurante avec tous les accidents que cela peut entraîner. »

Ces paroles n'empêchent pas M. Guérin d'affirmer, quelques lignes plus loin, qu'il se garderait bien de vouloir prétendre ne voir dans la femme accouchée qu'une blessée et de faire tout procéder, dans la fièvre puerpérale, de la plaie utérine. Singulière contradiction qui montre bien où peut entraîner le désir de ne point formuler d'opinion tranchée et d'envelopper sa pensée d'assez de réticences pour ne s'éloigner complètement ni d'un camp, ni de l'autre.

En dernier lieu, il nous reste à passer en revue l'opinion essentialiste de ceux qui ont assimilé eependant les accidents de la femme en couches à ceux des blessés.

Cette opinion puise sa source dans les premiers travaux de M. Tessier, de Paris, sur la résorption purulente (1838, *Journal de l'expérience*). Deux ans cependant auparavant, M. Voillemier avait publié, dans le *Journal des connaissanees médico-chirurgicales*, un mémoire dans lequel l'auteur affirme déjà que la fièvre puerpérale est une maladie essentiellement générale, pas plus une métro-péritonite qu'une phlébite ou une lymphangite utérine pure. Il faisait ressortir comme caractère anatomique invariable de cette maladie la présence du pus dans l'économie, un état-pyogénique, en un mot, qui tantôt se révèle par des lésions manifestes, tantôt échappe à nos investigations quand une mort trop prompte n'a pas laissé à l'affection le temps de se fixer et de se traduire par quelque altération locale.

M. Dufrêne, en 1846, soutint la même opinion, dans sa thèse inaugurale, affirmant que la fièvre puerpérale n'est autre chose que la diathèse purulente chez les femmes en couches. Dans des travaux plus récents publiés dans l'*Art médical*, la même opinion est formulée de nouveau dans ce sens. En 1858, M. Hellot s'est aussi fait le continuateur de cette idée. La fièvre puerpérale n'est pour lui que la manifestation chez les femmes en couches d'une maladie déjà connue depuis longtemps sous le nom de résorption, d'infection, de diathèse purulente.

J'ai dit que ces auteurs pouvaient être considérés comme les essentialistes de l'école qui a comparé les accidents de la femme en couches aux accidents des blessés. Tous s'accordent bien en effet à admettre la similitude la plus complète entre les accidents pyogéniques des blessés et ceux des femmes en couches; mais ils affirment que, chez les uns et les autres, les lésions que l'on voit survenir ne sont que des résultats. Avant les lésions que l'autopsie révèle, il y a pour eux un état général diathésique, la diathèse purulente, en un mot, qui favorise plus tard la production du pus dans tel ou tel tissu.

M. Tessier de Paris peut être considéré comme un des plus habiles et le plus persévérant défenseur de ces idées qui remontent du reste à Dehaen.

Après avoir ainsi examiné quelques-unes des principales théories acceptées par ces divers auteurs, il nous reste maintenant à voir, si au milieu de tous ces travaux contradictoires, il est possible d'arriver à une conception de la fièvre puerpérale légitimée par nos connaissances de physiologie pathologique, et en rapport avec les grands principes de pathologie générale, qui doivent toujours diriger l'esprit de tout clinicien.

Comme nous venons de nous en rendre compte, il est peu de maladies qui aient été envisagées d'une manière plus différente, et l'on comprend sans peine que toute la multiplicité des théories émises sur ce sujet ait dû singulièrement obscurcir l'idée que l'on devait s'en faire. Mais, à l'heure qu'il est, depuis bientôt dix ans qu'a eu lieu la discussion si retentissante de l'académie de médecine, la valeur de certains arguments a pu être pesée plus complètement, appréciée d'une façon plus juste, et le moment nous semble venu où le problème de la nature de la fièvre puerpérale peut être résolu plus complètement.

Voici, sous formes de propositions, les divers points qui nous semblent prouvés et qui constituent, en matière de puerpéralité, les doctrines qui nous paraissent devoir être acceptées.

1° La fièvre puerpérale ne se présente pas toujours avec les mêmes symptômes, ni avec les mêmes lésions. C'est là un fait d'observation qui se rencontre trop fréquemment pour que cette assertion puisse un seul instant être sujette à contestation.

2° Les lésions qui ont été reconnues, sont nombreuses, variées, et ce n'est que peu à peu que les progrès de l'anatomie pathologique vous les ont révélées d'une façon exacte. Ainsi, l'on sait maintenant que l'on peut trouver sur le cadavre d'une femme qui succombe à la fièvre puerpérale, tantôt une péritonite, une métrite, une metro-péritonite, une phébite utérine, une phébite des veines du bassin, ou des membres inférieurs, une lymphangite, des inflammations spéciales du vagin, de la vulve, de la face interne de l'utérus ; des phlegmons des ligaments larges, et peut-être encore d'autres lésions qui nous seront dévoilées plus tard.

C'est depuis peu d'années, en effet, que cette étude a été complétée.

En 1830, M. Danyau signalait le premier la métrite gangreneuse ou la pourriture d'hôpital utérine. A peu près à la même époque, M. Tonnellé rapportait les cas nombreux de lymphangite utérine.

De nos jours, M. Béhier a démontré combien il était fréquent de rencontrer la phébite suppurée, et combien cette lésion pouvait facilement échapper aux investigations les plus scrupuleuses si l'on ne savait pas la rechercher convenablement.

Il y a quelques années, un de nos collègues des hôpitaux, M. Chavanne, appelait l'attention sur une localisation particulière, la diphtérite vulvaire et vaginale que l'on rencontre dans quelques épidémies.

Dernièrement encore, MM. Goupil et Bernutz, dans un travail de grande valeur, ont fait ressortir la fréquence des phlegmons du bassin, localisations si souvent méconnues, bien que souvent elles soient la cause des symptômes généraux que l'on cherche alors à expliquer, soit par un embarras gastrique, bilieux ou un élément catarrhal qui, presque toujours fait défaut ou du moins ne joue qu'un rôle accessoire. Une énumération plus détaillée me paraîtrait inutile.

On a bien affirmé que, parfois, il avait été impossible de trouver à l'autopsie une lésion appréciable. Mais cette mention est contredite par l'observation sérieuse. Il est sans doute quelques cas où l'on a de la peine à spécifier cette lésion, surtout si l'on ne sait pas la chercher ; mais, presque toujours, si l'autopsie est faite avec soin, elle se constate manifestement. En 1864, M. Béhier affirmait que toujours, il lui avait été possible d'arriver à cette constatation ; j'ai eu 300 fois l'occasion de voir succomber des malades de cette affection, j'ai toujours pu rattacher la mort à une lésion constatable. Du reste, en 1864, cinq faits seulement pouvaient être invoqués en faveur des théories essentialistes ; ils se trouvent consignés, soit dans le travail de M. Tarnier, soit dans la thèse de M. Témoin. Sur ces cinq observations, M. Béhier démontre que dans trois la lésion a existé ; il en reste deux seulement. Assurément, si les essentialistes pouvaient apporter ainsi certain nombre d'autopsies restées sans résultat, ce serait une des colonnes les plus solides pour étayer leur système. Mais, quelle est la valeur de deux ou de cinq faits même, contre des milliers d'autres observés en sens inverse. Non, M. Dubois n'avait pas le droit d'affirmer qu'il était essentialiste, parce que les exemples de fièvre puerpérale, sans aucune trace de suppuration ou d'autres lésions, étaient nombreux. Non, M. Pidoux, pour porter, comme il le disait, le dernier coup aux localisateurs, n'avait pas le droit d'invoquer ces exemples si fréquents, d'après lui, de typhus puerpéral épidémique, qui foudroient les femmes en couches, sans laisser aucune lésion appréciable ni sur l'utérus, ni sur la personne, ni dans quelqu'autre partie. De pareils arguments ne peuvent être invoqués. Ceux même qui soutiennent avoir vu des cas de fièvre puerpérale *sine materia*, des cas, comme ils ont raison de le dire, de *véritables* fièvres puerpérales, ne peuvent moins faire cependant que de se rendre à l'évidence, et il leur échappe, par exemple, des attestations semblables à celles que nous trouvons dans la thèse de M. Temoin. Ce n'est que dans des cas très-rares et pendant certaines épidémies très-cruelles, que les malades succombent sans présenter des signes de lésion locale.

Très-rares ! énoncez donc la vérité, deux ou cinq cas seulement sur des milliers d'observations).

3° Il est habituellement toujours possible de rattacher pendant la vie un groupe de symptômes bien tranchés, correspondant aux lésions diverses que l'on trouve après la mort, de telle façon que le praticien exercé peut affirmer à l'avance les lésions que l'on rencontrera à l'autopsie. Il faut tenir compte seulement des deux particularités suivantes. Quelquefois les localisations utérines s'opèrent à un moment où l'organisme de la malade profondément troublé, altéré, ne peut plus manifester ses modifications par un appareil symptomatique spécial, il se révèle alors à l'autopsie, telle ou telle lésion, telle ou telle collection purulente, qu'il était impossible de prévoir ; car, au moment où elle se réalisait, l'accablement, la faiblesse de la malade ne se prêtaient plus à aucune expression symptomatique.

D'autres fois, deux ou trois ordres de lésions peuvent coexister, et par suite de cette fusion, les symptômes apparaissent d'une manière moins tranchée. Aussi, ce n'est pas sans un profond étonnement que je trouve dans le travail de M. Tarnier, si judicieux à d'autres points de vue, cette assertion différente : L'uniformité des symptômes, malgré la diversité des lésions habituelles, page 150.

Non, le plus souvent, je le répète, les localisations s'accentuent par des symptômes spéciaux, faciles à apprécier. Quand la phlébite utérine, par exemple, est pure, et cela arrive souvent, elle se révèle par des symptômes faciles à reconnaître. Il en est de même de la péritonite, de la phlébite utérine des veines du bassin, de certaines suppurations pelviennes ; en un mot, de tous les états particuliers que l'esprit de système a confondus à tort sous le nom de fièvre puerpérale.

Il nous reste maintenant à apprécier l'opinion des essentialistes qui, tout en admettant l'existence de ces lésions, prétendent qu'elles sont le produit et non la cause de la fièvre puerpérale, le point d'arrivée et non pas le point de départ.

En cela, notre conviction est complète : du moment où l'on voit apparaître les phénomènes constitutifs de la maladie, du moment où se présente ce que les anciens avaient très-sagement appelé le concours des symptômes (*concur-*

sus symptomatorum); c'est-à-dire, du moment où le malade, avec un pouls très-rapide 120, 130, 140, a souffert de frissons en se plaignant d'un accablement plus ou moins profond, présentant, en un mot, cet ensemble de caractères bien décrits par tous les pathologistes spéciaux; dès ce moment, je pense qu'il est possible de rattacher cette expression symptomatique à un certain nombre de lésions locales déjà commençant. Tantôt il vous sera possible d'affirmer une péritonite, une phlébite utérine, une résorption putride, une inflammation des annexes ou toute autre lésion, dont j'ai déjà parlé. J'ajoute même que votre médication aura d'autant plus de chances d'être plus utile, et plus puissante, suivant que vous aurez été plus ou moins rapide à attaquer ces lésions dès leur début.

A ce point de vue je suis localisateur, et je répéterai avec M. Hervieux que l'hypothèse de la fièvre puerpérale est la négation de toute source de diagnostic en matière de puerpéralité.

Toutes les fois qu'une femme en couches, à la suite d'un ou de plusieurs frissons sera prise d'accidents graves, compromettant plus ou moins sérieusement la vie, si vous vous contentez de porter ce diagnostic de fièvre puerpérale, je dis que vous n'aurez rien diagnostiqué du tout; car, cette femme pourra être atteinte de péritonite, de phlébite utérine, avec ou sans infection purulente, de phlegmon des ligaments larges, de phlébite des veines du bassin, de phlébite des membres inférieurs. Est-il permis de se contenter d'une affirmation aussi vague, aussi élastique, pour désigner un des états pathologiques si nombreux et cependant si distincts que je viens d'énumérer? Le praticien exercé, celui surtout qui aura vu journellement les affections puerpérales, saura mettre sur chacun de ces cas une étiquette spéciale, sans avoir besoin de recourir à cette qualification abusive, qui semble avoir été inventée pour exonérer votre intelligence de tout labeur de diagnostic.

Est-ce à dire que, pour torturer cette opinion, je sois obligé de me ranger désormais du côté de ceux qui pensent, par exemple, que les tophus et les nodosités des goutteux, que les adénites et les ulcérations, les chancres et les bubons des syphilitiques constituent la cause, l'essence de la goutte, de la scrofule, de la syphilis; de ceux qui pensent que dans la pneumonie, dans la pleurésie, il n'y a pas un état général particulier qui précède le travail de localisation effectué du côté des poumons, du côté de la plèvre; de ceux qui pensent qu'il n'y a pas une période où, avant que la pluie tuberculeuse n'ait inondé les poumons, le malade n'était pas déjà tuberculeux pour la raison médicale, avant de l'être pour le stéthoscope.—Non pas : être localisateur, dans la question de la fièvre puerpérale, signifie seulement que, du moment où s'exprime le concours des symptômes, de ce moment, il y a une lésion qui explique ces symptômes.

Mais, avant cette phlébite, avant cette fluxion des ligaments larges, avant cette péritonite, n'y avait-il pas un état général ayant précédé ces diverses localisations? — Je le crois; mais cet état n'est pas la fièvre puerpérale, et voici comment je le comprends :

Lorsqu'une femme vient d'accoucher, la délivrance provoque dans l'utérus la formation d'une plaie ; les efforts auxquels elle a été en proie pendant de longues heures ont soumis les organes abdominaux et le péritoine à des frottements, à des tiraillements capables de déterminer dans ces parties de l'irritation, de développer en un mot tous les phénomènes du surmenage, de la contusion. Si l'état général de la malade était antérieurement et reste bon, si la malade se trouve dans un milieu non infecté, la plaie utérine se répare; les phénomènes de contusion plus ou moins violente se résolvent, et aucun trouble sérieux ne survient dans l'ensemble des fonctions. Il en est, il doit en être le plus souvent ainsi, car l'accouchement, dans les vues de la nature, constitue un acte physiologique et il ne doit pas être de par son essence une épreuve par trop périlleuse, s'il se réalise dans des conditions normales.

Si, au contraire, en vertu des causes sur lesquelles nous aurons à revenir dans un instant, l'état général de la femme se modifie dans un certain sens, les phénomènes de cicatrisation de la plaie utérine ne se passent plus normalement; les phénomènes de retour de l'utérus et de ses annexes à leur état normal n'ont plus lieu, et l'on voit alors survenir des troubles généraux plus ou moins profonds qui sont la conséquence de cette première déviation dont nous venons de parler. Cette déviation elle-même a été occasionnée par un trouble particulier, une modification spéciale du sang, si vous le voulez, mais modification qui n'est pas la fièvre puerpérale et que nous chercherons à caractériser dans un instant.

Les phénomènes de cicatrisation de la plaie utérine ne se passent plus normalement, ai-je dit? Voici pour nous ce que cela signifie. Au deuxième, ou mieux aux environs du deuxième et du troisième jour, lorsque la lymphe plastique eût dû se déposer au niveau de la plaie utérine, oblitérer les vaisseaux capillaires ou lymphatiques ou veineux, restés plus ou moins béants, et fermer ainsi toute porte à une imprégnation pyohémique, cette sécrétion peut faire défaut. Quelques éléments septicémiques passent alors dans le torrent de la circulation. Un état fébrile plus ou moins intense en est la conséquence. Les fonctions de la peau s'exagèrent; une fluxion dépuratoire, si j'ose ainsi dire, se réalise du côté du tégument externe; le sang est ramené à une composition plus normale, et l'ébranlement pathologique cesse, si une nouvelle dose de poison ne vient pas contaminer de nouveau le liquide sanguin. Le plus souvent, l'utérus et ses annexes deviennent à ce moment douloureux.

La pression sur le ventre détermine une sensation pénible; presque toujours un travail sub-inflammatoire local accompagne cette viciation du travail de cicatrisation. Voilà ce que l'on appelle la fièvre puerpérale éphémère, la fièvre de lait exagérée de quelques auteurs.

Pour nous, c'est le plus souvent une résorption putride légère; c'est la fièvre traumatique du blessé du troisième et quatrième jour, quand elle se maintient dans des limites restreintes. C'est habituellement par ce tableau que commencent dans les maternités les épidémies puerpérales, comme si elles étaient assujetties à parcourir graduellement les groupes variés de localisations que nous aurons à suivre successivement, depuis les moins graves jusqu'à celles qui entraînent les accidents les plus sérieux. A ce moment, le retour à l'état normal est presque toujours la règle. Mais la pente est rapide. Bientôt surviennent des expressions symptomatiques plus à craindre. Des liquides plus sanieux, contenus dans l'uterus, irritent davantage les extrémités veineuses restées plus béantes. Des globules purulents pénètrent plus facilement dans le sang, soit directement par l'ouverture restée béante, soit par le fait d'une phlébite suppurée des sinus utérins. L'on voit alors apparaître tous les symptômes si bien décrits maintenant de l'infection purulente ou de la pyohémie.

D'autres fois, avons-nous dit, les premières modifications n'ont pas lieu du côté de la plaie utérine, et l'on voit survenir d'autres troubles locaux du côté du tissu utérin luimême ou de ses annexes.

Au lieu de revenir à leur état normal, l'utérus et ses annexes plus ou moins modifiés deviennent le siége de ce que Wirchow a, suivant nous, très-bien désigné et décrit sous le nom d'érysipèle interne puerpéral (*érysipelas malignum puerperale internum*).

Les ovaires, les ligaments larges, le tissu de l'utérus présentent alors comme dans un érysipèle de la peau ou du tissu cellulaire sous-cutané, d'abord de l'œdème lymphatique avec gonflement plus ou moins considérable des parties, puis de la coagulation dans les parties centrales, des infiltrations puriformes, quelquefois plus tard de la mortification ou de la fonte des tissus ; il y a alors métrite, ovarite, phlegmon des ligaments larges, péritonite, lorsque l'érysipèle s'est dirigé du côté de la séreuse abdominale. Inutile, je crois, de faire ressortir que ces fluxions érysipélateuses pourront exister à des degrés variables, se combinerplus ou moins en devenant ainsi d'un diagnostic plus difficile.

Même dans ce cas, la comparaison de la femme accouchée avec un blessé peut être légitimement acceptée.

Seulement les accidents locaux dérivent alors de ce que l'on peut appeler les parties contusionnées par l'accouchement. Qu'aucune cause spéciale ne vienne troubler l'état général de la femme, le retour de ces organes à l'état normal est assuré, comme la cicatrisation de la plaie utérine l'était aussi dans de bonnes conditions. Si une influence spéciale a lieu, de même que pour la plaie, surviennent alors des modifications locales aboutissant aux phénomènes dont nous venons de parler, et suscitant alors l'expression symptomatique de la péritonite, de la métrite, du phlegmon des ligaments larges, des suppurations pelviennes. De même, si après avoir subi une contusion plus ou moins forte, un blessé se trouve exposé à des conditions hygiéniques mauvaises, s'il vient, par exemple, à séjourner dans un hôpital encombré, on verra, au lieu des phénomènes de réparation normale, se développer des inflammations de mauvaise nature, des érysipèles plus ou moins intenses.

En résumé, les accidents généraux auxquels on a donné le nom de fièvre puerpérale dépendent toujours de premières modifications locales survenues, soit du côté de la plaie utérine, soit du côté du tissu utérin lui-même et de ses annexes. La femme en couches est un blessé, a-t-on dit, tout procède de la plaie utérine qui est nécessaire à la production des accidents. Ce n'est point assez. Tout ne dépend pas seulement de la plaie utérine, il faut tenir compte aussi de ce que nous croyons pouvoir appeler les parties contusionnées dans l'accouchement.

Le fait de cette plaie utérine, *de cette contusion dans l'accouchement* est si capital dans la production de la fièvre puerpérale, que c'est à partir seulement du moment où l'accouchement est réalisé, à partir seulement du moment où la plaie ou la contusion sont produites que l'on voit apparaître les phénomènes caractéristiques de la maladie. Une épidémie puerpérale règne et décime les malades d'une maternité. Pendant un, deux, trois mois, plus si vous le voulez, les femmes enceintes séjournent dans cet air empesté, elles ne ressentent cependant aucun phénomène grave appréciable.

Elles constituent, si vous le voulez, des victimes prêtes pour la maladie, mais elles restent dans cet état de préparation tant que l'accouchement n'a pas eu lieu. L'accouchement produit la plaie utérine, produit la contusion dont nous avons parlé, et de la déviation de ces phénomènes vont naître les accidents puerpéraux. Donc cette plaie utérine, donc cette contusion ont été d'une importance capitale dans la production de la maladie.

Les essentialistes ont bien compris la valeur de cet argument.

Aussi ont-ils essayé de le détruire en cherchant à produire des observations, dans lesquelles la fièvre puerpérale serait arrivée avant que la malade n'ait accouché. Ces faits sont encore plus rares que les observations de fièvre puerpérale sans lésions ; pendant sept ans que j'ai dirigé un grand service de maternité, il ne m'a été possible d'en rencontrer aucun exemple. Pas un cas, sur près de 8,000 femmes enceintes qui ont passé pendant ce temps dans nos salles, où règne presque constamment l'endémie puerpérale. Souvent nous avons été obligés de faire placer des malades accouchées atteintes de symptômes mortels dans les salles même destinées aux femmes enceintes. Jamais je n'ai vu aucune femme présenter les symptômes de la maladie avant le travail achevé de la parturition. M. Tarnier a cité un seul fait ; la malade éprouva un violent frisson quelques jours axant l'accouchement, à l'autopsie on constata les lésions d'une métro-péritonite. Mais que prouve un seul fait, et pourquoi, du reste, ne verrait-on pas quelques malades enceintes contracter une péritonite, comme elles peuvent en contracter à toute autre époque de leur vie ?

Quand on s'expose à l'action hostile du miasme paludéen, pour peu que cette action soit énergique, toute organisation, dans n'importe quelle condition, en subit l'influence et contracte la fièvre intermittente.

Une femme enceinte qui respire continuellement l'air empesté du miasme puerpéral, qui s'en nourrit, si j'ose ainsi dire, de longues semaines, ne présente cependant les phénomènes de la fièvre puerpérale qu'au moment même où les conditions de l'accouchement se sont réalisées ; preuve que ce miasme délétère n'a déterminé tout d'abord qu'une prédisposition, qu'une imminence. Pour la déclaration positive de la maladie il fallait la perturbation locale survenue soit du côté de la plaie utérine, soit du côté de l'utérus lui-même.

Ce que nous voyons pour les femmes enceintes placées dans les maternités, arrive aussi dans les salles de chirurgie pour les opérés et les blessés. Dans un hôpital mal aéré, encombré par exemple, un malade affecté d'une tumeur blanche séjourne pendant un temps plus ou moins long dans une salle où règne la résorption purulente ou l'influence érysipélateuse. Comme la femme enceinte ce sera une victime prête pour cette maladie. Mais tant que l'opération ne sera pas faite, tant qu'une plaie récente ne sera point produite, aucun symptôme ne se déclare ; l'opération est réalisée, le malade devient un blessé et succombe quelques jours après à la résorption purulente ou à un érysipèle grave.

Mais si les accidents puerpéraux dépendent si essentiellement du traumatisme de l'accouchement, comment se fait-il que la fièvre puerpérale ne soit point encore plus fréquente qu'elle ne l'est ? Toutes les accouchées ont une plaie utérine, une contusion, un traumatisme en un mot, et toutes heureusement sont loin d'être sujettes à cette redoutable complication. C'est vrai. Habituellement, nous l'avons déjà dit, le traumatisme utérin se répare convenablement ; il faut pour que ces phénomènes de réparation se dévient, il faut des causes particulières et spéciales, ces causes nous paraissent être les suivantes :

1° Quelquefois l'état de la femme qui vient d'accoucher a été profondément débilité par les conditions hygiéniques qui ont pesé sur elle : appauvrissement de la constitution par suite de tout ce que comporte la misère physique et la misère morale : privations, excès, regrets du passé, craintes ou préoccupations de l'avenir. La grossesse même qui détermine souvent un état chloro-anémique très-prononcé, ne peut agir que plus complètement dans ce sens, au milieu de toutes ces causes déplorables.

L'état normal n'existe plus alors ; le sang, plus ou moins altéré ne peut se prêter que très-incomplètement aux phénomènes de réparation du traumatisme de l'accouchement. Pour que la cicatrisation de la plaie utérine se fasse bien, pour que les vaisseaux soient oblitérés de bonne heure par un voile plastique qui empêche ainsi toute imprégnation septicémique ou purulente, il faut qu'un sang normal, réparateur, puisse se prêter à cette opération. Ce sang est altéré, rien de plus naturel que les phénomènes ne se passent plus alors convenablement.

2° Cette cause n'est pas la seule qui doive être invoquée. Souvent des malades très-vigoureuses, d'une santé parfaite viennent accoucher dans une maternité où sévit une épidémie puerpérale. Trois ou quatre jours après l'accouchement, les accidents débutent. Dans ce cas, il est impossible de nier qu'il n'y ait eu une cause spécifique; pour nous, il y a eu l'influence d'un miasme particulier, qui a modifié tout d'abord l'état général de la malade comme le fait dans un autre sens le miasme paludéen. Seulement ce miasme puerpéral ne produit pas directement les accidents généraux de la fièvre puerpérale, comme le miasme paludéen produit la fièvre intermittente. La malade, avant son accouchement, eût pu être soumise à son influence deux, trois, quatre mois sans risquer de voir se déclarer la fièvre puerpérale.

Il ne produit tout d'abord qu'un état particulier plus ou moins analogue, si vous le voulez, à l'état de faiblesse dont nous venons de parler antérieurement. Cet état général permet aux phénomènes de réparation de se dévier et de cette déviation naîtraient ensuite les véritables phénomènes constitutifs de la maladie.

S'il en était autrement, la fièvre puerpérale devrait se déclarer aussi souvent avant qu'après l'accouchement. Il n'en est rien. S'il en était autrement, très-fréquemment on verrait, sinon la maladie, du moins des symptômes graves se déclarer chez les diverses personnes, hommes ou femmes qui sont obligés de séjourner plus ou moins longtemps dans un service où sévit le fléau puerpéral. Il n'en est rien.

M. Guérin cependant a bien prétendu sérieusement avoir contracté la fièvre puerpérale pour avoir séjourné dans une salle d'hôpital où régnait la maladie. Je ne sache pas que d'autres affirmations semblables aient été produites. Pour nous, jamais nous n'avons vu aucun fait semblable.

Nous comprenons encore l'influence puerpérale se faisant sentir sur la femme au moment de la menstruation. Comme l'a très-bien fait entrevoir M. Tarnier, la menstruation est un accouchement en miniature. Il y a à ce moment après tout une petite plaie, du sang épanché, des vaisseaux divisés ; rien que de naturel de voir survenir à cette période des accidents analogues aux accidents puerpéraux. La même explication peut servir dans les deux cas. Nous avons toujours dans nos salles plus de vingt personnes qui y vivent habituellement, qui y couchent, qui s'impreignent par conséquent du miasme aussi largement que possible, jamais cependant je n'ai rien vu de semblable.

Le miasme puerpéral ne produit donc pas directement les symptômes constitutifs même de la maladie ; il est certainement difficile d'analyser parfaitement l'action primitive qu'il a sur l'organisme; tout ce que je puis affirmer, c'est que cette action existe. Lorsque l'on est obligé de séjourner longtemps dans une salle de maternité où sévit une épidémie, on perçoit presque toujours une influence spéciale. Un peu d'embarras gastrique se prononce, un malaise assez vague se produit, des localisations ecthymateuses apparaissent, quelquefois des furoncles se développent. Comment caractériser positivement cet ensemble de symptômes, cet empoisonnement particulier? C'est impossible jusqu'à présent; bornons-nous à constater ce fait.

Cet état général, perçu à un plus haut degré par la femme enceinte plus impressionnable, va suffire pour faire dévier les phénomènes de réparation du traumatisme utérin, et l'on verra naître alors les phénomènes de la fièvre puerpérale.

3° Quelquefois l'on voit succomber des femmes accouchées, vigoureuses avant l'accouchement, placées dans des conditions de salubrité qui semblent au premier abord excellentes. Dans ces cas, il faut admettre que ces malades ont subi l'influence des miasmes élaborés dans nos salles d'hôpital et se trouvent ainsi exposés aux mêmes accidents que la population de nos maternités.

On voit ainsi naitre et sévir des épidémies puerpérales plus ou moins graves, plus ou moins nombreuses.

Il ne m'appartient pas d'étudier ici comment naissent ces épidémies, pourquoi des miasmes secrétés pour ainsi dire dans tel ou tel lieu vont se répandre souvent dans des endroits éloignés en épargnant quelques points intermédiaires. Le fait me semble exister. Quelques accoucheurs, quelques hygiénistes soutiennent cependant que ces épidémies n'existent pas, que ces faits ne sont que des faits de propagation par contagion directe : ainsi, cette opinion est formulée dans le travail si important de M. Lefort.

Quelques observations particulières m'empêchent d'accepter cette opinion. Ainsi, en 1865, au moment où sévissait à la maternité de Lyon une épidémie grave, la même influence se faisait sentir dans la ville, non pas dans la clientèle spéciale de ceux qui auraient pu être considérés comme susceptibles de contagion, mais disséminés au contraire dans la clientèle de divers praticiens qui n'avaient aucun rapport avec le foyer épidémique. Les statistiques que je possède à ce sujet sont indéniables.

4° En quatrième lieu, le fait d'un traumatisme utérin assez violent, assez hostile pour aboutir inévitablement à des inflammations diffuses, soit de l'utérus ou de ses annexes, peut devenir l'occasion de la fièvre puerpérale.

Habituellement, le traumatisme utérin se répare vite et bien, pour peu que la malade soit placée dans des conditions de santé et de salubrité convenables. Ce traumatisme, cette plaie ne sont après tout qu'un traumatisme, qu'une plaie physiologique qui tendent naturellement à guérir, c'est le vœu de la nature. Mais si ce traumatisme a été porté à un degré trop exagéré, n'importe de quelle manière, on voit alors des accidents mortels arriver, et en pareil cas la terminaison fatale est précédée de tout le cortége des symptômes identiques à ceux de la fièvre puerpérale.

Entre une malade succombant de fièvre puerpérale avec métrite, phlébite utérine, métro-péritonite suppurée, et une accouchée mourant par exemple des suites d'une rupture utérine s'étendant jusqu'au péritoine, la ressemblance peut être complète. Quoi d'étonnant, du reste, dans cette similitude de symptômes ? Chez toutes deux, ces symptômes sont dus à des localisations diverses, occasionnées chez la seconde par la gravité même du traumatisme obstétrical, chez la première par l'influence d'un état général particulier qui a entraîné secondairement la déviation de la réparation utérine.

Cette dernière observation explique pourquoi la primiparité est une des causes prédisposantes les plus actives pour le développement de la fièvre puerpérale. Les statistiques sont sous ce rapport aussi probantes, aussi complètes que possible. Ainsi, sur 1025 primipares, M. Lasserre comptait 89 malades et 66 décès ; sur 1314 multipares, au contraire 43 malades et 21 décès seulement (Thèses de Paris 1842).

D'autre part, M. Botrel affirme que les 9/11 des malades observés par lui étaient primipares (*Arch. de méd.* 1845, 4e série, t. 8, p. 10).

Sur 313 cas de mort, M. Charrier a trouvé 155 décès fournis par des primipares (Paris, thèse 1851).

Enfin, M. Tarnier dit que sur 71 décès il a compté 51 femmes primipares.

Les faits que j'ai observés dans nos salles viennent aussi à l'appui de cette assertion. Ainsi, sur un total de 454 malades ayant présenté des suites de couches compliquées en 1860, 1862, 1863, 1864, 275 étaient primipares et 176 multipares.

Quand on y réfléchit, on comprend qu'il doit en être ainsi. Chez la femme primipare le travail est habituellement toujours plus long, plus douloureux, plus péniblement ressenti, le traumatisme par conséquent plus grave.

Il me reste en dernier lieu à examiner l'opinion des auteurs qui, tout en comparant la femme accouchée à un blessé et en affirmant que la fièvre puerpérale est identique à la diathèse purulente, se rapprochent des essentialistes en soutenant que les localisations, phlébites, abcès, lymphangite, etc. ne surviennent que tout à fait dans la période ultime de la maladie, et qui nient ainsi, pour la pyohémie, l'influence capitale de la pénétration du pus dans ce torrent de la circulation.

Je ne puis entrer ici dans toutes les longueurs que nécessiterait l'examen complet de toutes les opinions diverses qui ont été formulées au sujet de la pyohémie. Cette question restera une des plus grandes qui auront été agitées dans notre siècle. Pour nous, après avoir pris connaissance aussi complètement que possible de l'ensemble de tous ces travaux, nous restons convaincus que le passage du pus ou de molécules fibrineuses, ou d'éléments septicémiques dans le torrent de la circulation, joue le rôle capital dans l'étiologie des phénomènes morbides qui constituent la résorption purulente.

Quatre ordres de preuves viennent à l'appui de l'opinion que nous soutenons.

1° Une suppuration développée sur un point quelconque de l'économie précède toujours l'apparition de la pyohémie. Je dis toujours, il y a, je le reconnais, quelque chose de trop exclusif dans cette expression. Etre localisateur comme nous venons de l'affirmer dans la question de la pyohémie ne veut pas dire que l'on ne comprenne pas que dans certaines circonstances, par suite de l'encombrement, de la viciation de l'air, de l'extrême fatigue et de quelques autres conditions particulières, il ne puisse survenir d'emblée une véritable intoxication purulente s'accompagnant ensuite de localisations diverses, abcès veineux, épanchements purulents comme on en rencontre dans la pyohémie ordinaire, suite du passage direct du pus dans le sang. Mais de pareils cas sont excessivement rares, si toutefois ils existent. Voyez ce qui se passe dans un hôpital décimé par la pyohémie. A côté des opérés qui succombent à la diathèse purulente, sont d'autres malades qui attendent l'opération. Les uns et les autres respirent le même air, sont soumis aux mêmes conditions hygiéniques ; et cependant les accidents de la maladie ne se déclarent qu'après l'opération.

De même pour les femmes enceintes qui séjournent dans les salles d'une maternité infestée; pour devenir tributaires de l'épidémie, il faut qu'elles accouchent. C'est après l'opération, c'est après l'accouchement qu'il y aura un traumatisme, une plaie qui deviendra l'occasion de la formation du pus et de son passage dans le sang.

2° Une relation manifeste de cause à effet existe entre la suppuration des veines et la pyohémie. Voici par exemple une observation empruntée à M. Bérard et qui démontre bien ce que nous venons d'avancer : « Un homme dans la « plénitude de la santé et dans des conditions hygiéni- « ques excellentes se soumet à une saignée de précaution. « La veine s'enflamme, devient dure, tendue, douloureuse, « et bientôt apparaissent les signes d'une pyohémie mor- « telle. L'examen cadavérique démontre la présence du pus « dans les veines du bras et des abcès métastatiques vis- « céraux. »

3° L'introduction, la présence du pus dans le sang peuvent être positivement démontrées. C'est encore un argument que les partisans de la doctrine essentialiste de Tessier ont voulu nier. C'est fréquent de nos jours que ces négations absolues de l'évidence. Sans doute les phlébites oblitérantes ne sont pas heureusement très-rares, sans doute le diagnostic de la présence du pus dans le sang peut être quelquefois difficile à cause de la ressemblance du globule purulent avec le globule blanc du sang, et cependant des auteurs habitués eux-mêmes aux recherches d'anatomie pathologique, aux recherches de micrographie affirment son passage comme dans le suivant : « Le pus, dit M. Follin, a été « trouvé dans le sang des personnes qui succombent à l'in- « fection purulente. Il y a été constaté à l'œil nu, au mi- « croscope. A l'œil nu j'ai vu des flots de pus dans le sang « d'un malade mort de cette maladie à la suite d'un anthrax « des parois abdominales. »

Soutenir que ce mélange est impossible, que ce diagnostic ne peut se faire n'entraînera que l'adhésion de ceux qui ne se donneront pas la peine de se faire une conviction en cherchant à connaître par eux-mêmes l'ensemble de tous les travaux publics sur cette question, aimant mieux ainsi s'en rapporter exclusivement aux assertions de ceux qui se placent à un certain point de vue doctrinal.

4° Enfin, nous trouvons une dernière preuve dans le résultat obtenu par les injections de pus faites dans les veines des animaux.

On observe à la suite de ces expériences tous les symptômes et toutes les altérations de la pyohémie. En multipliant ces expériences, en fractionnant les doses de pus, de manière à ne point suspendre immédiatement la respiration, on voit se développer tous les accidents de la résorption purulente : frissons, accablement, état fébrile, respiration fréquente ; puis l'examen cadavérique permet de constater des lésions semblables à celles que l'on trouve chez l'homme succombant à la même maladie. — Il nous a été possible, dit M. Sédillot, en sacrifiant les animaux à des intervalles plus ou moins éloignés du moment de la première injection, de constater heure par heure le développement successif des altérations organiques et même de les conduire jusqu'à la rupture d'abcès pulmonaires dans la plèvre.

Comme les animaux sur lesquels on réalise l'expérience, l'homme peut aussi résister et en être quitte pour des accidents légers. D'autres fois, au contraire, la mort a lieu presque immédiatement, surtout si, en même temps que le passage du pus s'effectue, il arrive, comme cela a lieu souvent, que des débris de fibrine coagulée, des embolies, s'échappent comme de véritables blocs erratiques pour aller suspendre la circulation dans des organes plus ou moins essentiels aux phénomènes de la vie. Ainsi, l'on comprend que le sang qui reçoit l'imprégnation ou l'inoculation purulente peut être plus ou moins apte à percevoir l'effet nuisible de ce contact. Mais faut-il affirmer pour cela, comme l'a fait, par exemple, M. Pidoux dans l'article que nous avons déjà cité, que l'injection du pus dans les veines d'un animal ne détermine pas une maladie, mais une simple lésion, quand toutefois il se produit quelque chose? Faut-il croire comme lui que, pour que le pus introduit dans le sang détermine quelques effets nuisibles, il faille antérieurement qu'une disposition pyohémique particulière existe dans le sang, que ce sang, pour me servir de ses expressions, contienne déjà des *éléments congénères aptes à recevoir ou à développer le ferment ou la semence?* Il en résulterait, si cette opinion était vraie, que l'injection du pus dans le sang d'un individu bien portant, au moment de l'expérience, ne devrait déterminer aucun accident. Il serait prudent, je crois, de ne point se fier à cette assertion.

Nous n'empêcherons pas certainement les partisans de la doctrine de Tessier de se récrier *contre ce fatras d'explications mécaniques* dont on s'obstine, depuis vingt ans, à vouloir encombrer l'étude de la fièvre puerpérale, et de contredire ces *routines tenaces* qui persistent à voir dans cette maladie purulente un *incident purement mécanique*, une simple *question d'hydraulique animale*. Mais nous sommes en droit d'affirmer que ces suppositions sont loin d'être sans conséquence pratique et positive, que l'on puisse appliquer à *l'art confus et désarmé*, comme ils le disent.

Ces connaissances physiologiques ont déjà conduit la chirurgie à l'application locale de la cautérisation pour rendre les plaies moins susceptibles de déterminer la résorption purulente. Cette application thérapeutique est peut-être une des plus belles gloires de l'école lyonnaise; c'est un des services les plus grands que l'on devra à une de nos illustrations regrettées, M. Bonnet. Ce sont ces études faites sur la pyohémie qui ont ramené à l'ancien mode de pansement des plaies avec l'alcool et tous ses dérivés, méthode de pansement qui semble avoir ouvert pour la clinique chirurgicale de Paris une série de prospérité opératoire comme il n'en avait point encore été publié.

En regard de ces progrès nés incontestablement des théories sur la pyohémie que nous avons admises; les essentialistes peuvent-ils donc se flatter, pour tenir ce langage, d'avoir contribué si puissamment à la thérapeutique de la résorption purulente soit après l'accouchement, soit après les grandes opérations? L'emploi de l'aconit a été vanté surtout par eux. Est-il actuellement un chirurgien ou un accoucheur qui se fasse encore illusion à ce sujet?

On est allé jusqu'à prétendre que, lors de la discussion de 1858, les essentialistes avaient eu le mérite d'embrasser plus de vérités que leurs adversaires et qu'ils avaient parlé dans un sens plus propre a faire réaliser par l'assistance publique les modifications nécessaires pour arriver à diminuer la mortalité des maternités. Les localisateurs sont-ils donc restés en arrière dans cette voie, et, pour n'en citer qu'un, M. Cruveilhier est localisateur plus que personne; n'a-t-il pas demandé des modifications radicales dans le service des maternités ? C'est ce que je me propose, Messieurs, de vous demander moi-même après avoir jeté un coup-d'œil sur les résultats obtenus dans ces derniers temps dans les diverses maternités.

En résumé :

1° La fièvre puerpérale est l'ensemble des phénomènes morbides *généraux* occasionnés directement par des perturbations *locales* survenues soit au niveau de la plaie utérine, soit au niveau des annexes utérins plus ou moins contusionnés par le fait de l'accouchement.

2° Il est naturel que cette plaie, que cette contusion se guérissent habituellement. C'est ce qui arrive presque toujours dans les conditions ordinaires. Pour que cette perturbation locale se produise, il faut des causes spéciales. Une faiblesse exagérée, suite de la grossesse elle-même ou des circonstances hygiéniques défavorables au milieu desquelles la malade aura vécu.

Une infection directe, soit par le séjour dans un air infect, comme celui que l'on respire habituellement dans les grandes maternités, soit dans une localité où les miasmes sécrétés dans un milieu infecté ont créé des conditions épidémiques qui sévissent alors sur une population.

Enfin, un traumatisme obstétrical trop violent détermine d'emblée des accidents semblables.

3o Le miasme paludéen produit directement, dans un organisme qui se soumet à son influence, l'évolution pathologique qui constitue la fièvre intermittente ; le miasme puerpéral n'occasionne pas directement la fièvre puerpérale. Il empoisonne bien le sang tout d'abord, il le contamine d'une certaine façon, mais tant qu'une plaie, tant qu'un traumatisme n'aura pas lieu, la maladie ne se déclare pas. Le traumatisme a lieu ; les phénomènes de séparation que cet état comporte se dévient en vertu de la modification générale créée par l'empoisonnement spécial, et l'on voit naître les phénomènes constitutifs de la fièvre puerpérale.

4o Les essentialistes, pour affirmer leur opinion, se sont appuyés surtout sur les deux arguments suivants :

A. Absence de lésions constatables dans bien des cas.

B. La variété des lésions, quand elles existent, n'entraîne le plus souvent aucune modification importante corrélative dans la marche générale de la maladie (uniformité des symptômes, malgré la diversité habituelle des lésions).

Au nom des faits que nous avons observés, ces deux assertions sont pour nous éloignées de la vérité.

Il me resterait maintenant, messieurs, pour continuer l'histoire de la fièvre puerpérale, à détailler les symptômes de la maladie, analyser les formes que l'on peut rencontrer, scruter l'étiologie, déduire des indications thérapeutiques ; mais le temps ne nous permet pas d'aborder la solution de ces divers problèmes.

Il est nécessaire que je vous présente un aperçu d'ensemble sur le service que j'ai dirigé, soit dans les salles de la Maternité, soit dans les salles de chirurgie d'enfants.

Depuis 1859 jusqu'au mois de janvier 1866, 7,967 malades ont accouché dans les salles de la Maternité. 284 sont mortes à la suite de l'accouchement; sans aucun doute, si toutes ne sont point mortes de fièvre puerpérale, la très-grande majorité du moins, on peut l'affirmer, a succombé sous l'influence de cette affection. La mortalité s'est accusée d'une façon différente dans les diverses années. Ainsi :

En 1859	1,101	50	1 sur 22,02
En 1860	1,037	31	1 sur 33,45
En 1861	1,201	48	1 sur 25
En 1862	1,130	17	1 sur 66,47
En 1863	1,176	26	1 sur 45,23
En 1864	1,210	54	1 sur 22,40
En 1865	1,112	59	1 sur 18,847
Totaux......	7,967	285	1 sur 27,954

soit, en chiffres ronds, 1 sur 28.

Dans les six premières années sont compris le chiffre représentant la mortalité des salles de la clinique, ce nombre est habituellement peu élevé, j'ai cru cette année devoir le soustraire de notre total. Sans cela nous aurions 112 accouchées et 5 décès en plus.

Notre moyenne de mortalité a été en définitive, pendant ces dernières années, de 1 sur 28.

C'est à peu de chose près la moyenne depuis l'année 1863, où le nombre des accouchements a atteint le chiffre de 1,000 à 1,200. Dans les premières années de ce siècle, le nombre des accouchées s'élevait seulement de 4 à 500, et la mortalité dépassait à peine 1 sur 56.

Pendant la même période, voici les chiffres observés à la Maternité de Paris :

en 1859	8	sur 100	1 sur 12,50
en 1860	11,62	—	1 sur 8,60
en 1861	11,72	—	1 sur 8,52
en 1862	7,49	—	1 sur 13,35
en 1863	18,70	—	1 sur 5,34
en 1864	18,43	—	1 sur 5,42
en moyenne	12,66	—	1 sur 7,89

soit en chiffre rond 1 sur 8. Ce résultat a vraiment quelque chose de profondément douloureux.

Dans les divers rapports que j'ai eu l'honneur de vous présenter chaque année, j'ai cherché à décrire la marche des diverses épidémies que nous avons eu à subir pendant ce laps de temps. Je ne veux point de nouveau entrer dans tous ces détails; qu'il me soit permis seulement de formuler ici les diverses proportions qui me paraissent ressortir de l'examen sérieux et attentif de ces faits.

Notre moyenne de mortalité, 1 sur 28, dépasse de beaucoup la moyenne de mortalité de la plupart des petites maternités, et surtout la moyenne de la mortalité des accouchements de la clientèle civile.

Il est donc évident qu'il se crée dans nos hospices des conditions défavorables qui engendrent, pour les malades qui viennent y demander les secours de la charité, des dangers trop réels que l'on doit chercher à éviter.

L'encombrement de nos salles et la permanence du séjour sont, je crois, les deux causes qui favorisent la génération des miasmes puerpéraux, miasmes qui infectent alors les malades, et deviennent l'occasion, comme j'ai essayé de le faire comprendre, de la production de la fièvre puerpérale.

Dans le compte-rendu publié par l'Administration des hospices pour 1864, M. le Secrétaire général a fait ressortir, pour s'élever contre l'opinion que j'émets ici, ce fait, que c'était au mois de juin cependant que notre mortalité avait été la plus élevée, et que c'était à cette époque précisément où nous avions eu le moins de femmes accouchées. Cette observation paraît on ne peut plus juste au premier abord; je regrette cependant de ne pouvoir l'accepter.

Une fois qu'une maternité est infectée, peu importe alors le chiffre des accouchements, le mal est fait ; les causes infectantes sont créées ; à ce moment, quelque restreint que soit le nombre des accouchées, presque toutes subissent l'influence délétère qui a été engendrée par les conditions d'encombrement qui ont existé antérieurement.

Ainsi, au mois de juin 1864, nous étions en pleine réalisation épidémique ; l'encombrement des mois d'hiver, décembre 1863 ; janvier, février, mars, avril 1864, avaient été la cause de cette infection, et alors, malgré un chiffre assez peu considérable d'accouchements opérés dans ce mois, la moitié de nos accouchées avaient des cas suites de couches compliquées. Sur 79 : 40 étaient malades sérieusement, et 12 succombaient. Le chiffre des accouchement fût tombé à 25,20, que la complication et la mortalité eussent été à peu près dans la même proportion. Les faits se sont passés exactement de la même manière en 1865. L'épidémie de 1865 remonte aux conditions d'encombrement des mois d'hiver de 1864 et 1865, et dès le mois de mars de l'année dernière l'intensité du mal nous obligeait encore à faire le vide dans nos salles. Une fois que le miasme puerpéral est né, il faut que les salles se vident, se nettoient, et qu'il meurt pour ainsi dire faute des victimes qui l'engendrent en en subissant les terribles effets.

Toutes les fois que j'ai vu sévir l'épidémie à un degré élevé, je n'ai jamais trouvé qu'un seul moyen pour en arrêter les progrès, c'était de transporter les malades dans des endroits plus aérés, dans des salles supérieures simplement mansardées, dont on s'était déjà servi à plusieurs reprises pour traiter dans des conditions reconnues satisfaisantes les militaires malades.

Dans ce nouveau local nos accouchées étaient certainement moins bien que dans les salles de la Maternité. En hiver, il nous était difficile d'y entretenir une température convenable, nous avions l'inconvénient d'un déplacement après l'accouchement, et cependant, grâce à des conditions d'aération plus complète, nous avons toujours été assez heureux, une fois la mesure prise, pour voir guérir un plus grand nombre des malades attaqués, et pour voir diminuer singulièrement le chiffre de celles dont les suites de couches se compliquaient *ainsi en* 1861, *en* 1864 *et en* 1865.

L'encombrement ne doit pas toujours se calculer d'après le chiffre plus ou moins élevé des malades qui ont passé en un temps donné dans une salle. Suivant nous, l'encombrement dépend aussi de la facilité plus ou moins grande que l'on peut avoir à telle ou telle époque pour opérer une ventilation plus ou moins convenable. Ainsi, en hiver, à chiffre de population égale ; comme les fenêtres sont moins ouvertes, les conditions d'insalubrité et d'encombrement tendent toujours à augmenter. Malheureusement c'est en même temps à ce moment que les malades abondent davantage, qu'elles séjournent plus longtemps ; aussi la naissance de nos épidémies puise-t-elle presque toujours sa source à cette période des mois d'hiver. Le chiffre de la mortalité seule ne donne point la mesure d'une influence épidémique.

Il faut pour cela indiquer aussi le chiffre représentant le nombre de suites de couches compliquées, et c'est ce que j'ai cherché à faire dans le tableau général que j'ai dressé pour représenter aussi exactement que possible nos ondulations épidémiques.

D'après les diverses considérations que nous avons émises sur la nature de la fièvre puerpérale, il est facile de prévoir que la population de nos maternités doit plus que toute autre se prêter à l'influence morbide. Les malades qui viennent accoucher dans nos salles sont éprouvées d'avance par tout ce que comporte la misère physique, la misère morale, qui entraînent presque toujours des conditions de faiblesse, de détérioration, qui place ces organismes plus directement sous les coups de la cause spécifique puerpérale; mais, sans aucun doute, il est impossible d'accepter des résultats comme ceux que nous voyons se reproduire soit dans les maternités de Paris, soit dans nos salles.

Créer des établissements de charité où les malades qui viennent accoucher ont une chance de mortalité si élevée, 1 sur 22 environ et davantage à Paris, ce n'est plus être en rapport avec le but que l'on se propose d'atteindre, et l'énoncé de semblables chiffres me paraît assez éloquent pour montrer quelle urgence il y a à modifier profondément ce régime hospitalier. Ce n'est point seulement au nom de la charité que l'on est en droit, messieurs, de demander ces modifications, c'est au nom aussi de la sécurité de nos populations; il me paraît en effet évident que vos salles infectées constituent, à de certains moments, des foyers qui vont ensuite produire le fléau, le plus souvent dans nos grandes villes et quelquefois même dans des localités qui pourraient au premier abord sembler à l'abri de toute atteinte. Ainsi, il en est de même pour l'influence cholérique; né dans de certaines conditions, le miasme producteur se répand ensuite dans diverses directions, avec toutes les singularités et toutes les bizarreries qui constituent la marche des épidémies cholériques.

Depuis quelque temps des commissions organisées vont chercher à s'opposer par des mesures convenables à la propagation de ces influences meurtrières; il serait aussi légitime de chercher à opposer des barrières protectrices au fléau puerpéral qui, depuis quelques années, décime si cruellement la population.

Plus de 3,000 femmes, rien qu'en France, succombent chaque année, et ce nombre est probablement inférieur à celui de la réalité. Depuis près de 40 ans ces résultats sont à peu près identiques; de semblables chiffres ne réclament-ils pas des modifications complètes ?

Loin de moi la pensée de ne point reconnaître tous les efforts que l'Administration de nos hôpitaux, si éclairée, si dévouée, a réalisés; déjà des salles ont été agrandies, et si en 1862 nous avons eu le bonheur de voir par exemple la mortalitédescendreà 1 sur 66, nous l'avons dû à la création d'un nouveau local. Mais l'expérience de ces dernières années prouve malheureusement que toutes ces améliorations ne sont point encore assez radicales pour dominer le mal.

Avec le service organisé tel qu'il était, il était impossible, par exemple, d'opérer un roulement qui nous eût permis de laisser les salles alternativement vides et remplies, et de lutter ainsi directement, et contre l'encombrement, et contre la permanence du séjour, deux conditions importantes que nous sommes autorisés à regarder comme les causes de l'infection d'une maternité.

Nous avions de temps à autre à notre disposition les salles mansardes, dont nous avons usé plusieurs fois, mais persuadé de tous les embarras sérieux que cette mutation nécessitait, c'était toujours à la dernière extrémité que nous prenions ce parti, et malheureusement souvent encore des exigences de service que je regrette profondément reculaient la réalisation de cette mesure.

Cette année vous avez accordé un nouveau local; la salle de douleur a été transportée dans un endroit plus convenable.

Voilà certainement de grandes et sérieuses améliorations; j'ai crainte néanmoins qu'elles ne soient encore assez radicales, mais je suis sûr d'avance que vous saurez opposer au mal dont vous pouvez apprécier toute l'étendue, l'action indéfiniment bienfaisante de votre sage et intelligente sollicitude. Pendant que d'un autre côté on cherche à modifier, à améliorer ce que l'on peut appeler les espèces agricoles, pour nous, il faut nous efforcer d'arriver au contraire à la dégénération, à l'affaiblissement des espèces épidémiques, connaître les causes et en supprimer l'action. — Le chemin à parcourir est facile à indiquer. Notre siècle arrivera-t-il à cette réalisation pour l'espèce puerpérale? nous l'espérons, grâce à la protection dont vous savez entourer les malades qui se confient à votre haut patronage.

Il me reste en dernier, messieurs, et en peu de mots, à vous entretenir du service chirurgical qui m'a été confié. Cette partie de nos fonctions est assez importante pour légitimer ces quelques détails.

Les enfants traités dans notre hôpital peuvent être divisés très-naturellement en cinq grandes catégories :

1° Les maladies des articulations et des os;

2° Les maladies des yeux;

3° Les maladies des voies urinaires;

4° Les traumatismes;

5° Les lésions chirurgicales des nouveau-nés, tels que pieds bots, tumeurs érectiles, bec de lièvre.

Ce qui nous semble distinguer avant tout, la chirurgie des enfants, c'est une modération aussi grande que possible dans l'emploi de la médecine opératoire proprement dite. Depuis longtemps déjà, il faut le reconnaître, à l'honneur des chirurgiens français de notre époque, ce principe est même pour l'adulte la loi qui dirige nos décisions. Comme le disait en 1850, au moment de son installation, une de nos illustrations lyonnaises, M. le docteur Barrier : « Demander avec l'aide de la nature et du temps à une médication savante, rationnelle, douce, patiente, la guérison « d'une maladie qu'un jugement hâtif aurait vouée à l'instrument tranchant : voilà pour le chirurgien une gloire « véritable, voilà le triomphe de l'art. »

Ces paroles doivent servir de guide surtout pour le chirurgien des enfants, car pour eux la nature a des ressources encore plus grandes que pour l'adulte, et il faut savoir compter d'avantage sur l'intervention médicale. Si pour le service de la maternité il nous a été impossible de ne pas signaler des désiderata assez nombreux pour notre service d'enfants, les soins hygiéniques et médicamentaux dont nous pouvions les entourer, grâce à tous les moyens que votre sollicitude a placés entre nos mains, nous ont permis de réaliser dans bien des cas des guérisons qui pouvaient sembler tout d'abord inespérées. Ainsi, pour les maladies des articulations, et le nombre en est grand parmi les enfants, j'ai eu le bonheur pendant près de sept ans de n'avoir à pratiquer qu'une amputation pour tumeur blanche ; c'était une amputation de cuisse pour une tumeur blanche du genou. Plusieurs fois j'ai vu des malades que les parents conduisaient dans nos salles décidés à laisser sacrifier le membre affecté ; je patientais, je soumettais l'enfant à l'influence de tous les modificateurs dont nous pouvions user, et je suis heureux d'affirmer que le plus souvent j'ai pu me féliciter d'avoir suivi ce parti. J'avais encore dans mes salles, au moment de mon départ, un jeune enfant de 8 à 9 ans que les parents m'avaient amené, il y a bientôt trois ans, pour une amputation de cuisse qui semblait tout d'abord nécessaire pour une tumeur blanche du genou. Le membre a pu être conservé. Aujourd'hui l'enfant peut marcher sans béquilles, les fistules nombreuses sont cicatrisées, une subluxation du tibia en arrière témoigne de toute la gravité de la maladie, et cependant toute mutilation a pu être évitée.

J'ai cherché en particulier pour les affections de la hanche à continuer les indications de traitement posées antérieurement par le professeur Bonnet ; c'est pour cette articulation seulement que j'adopte les principes de redressement brusque ; dans tous les autres cas, j'ai toujours trouvé préférable le redressement lent, continu, aidé par l'action d'appareils spéciaux. Je dois ici un témoignage public de remercîment à un homme aussi modeste qu'utile, M. Blanc, qui, pendant à peu près tout le temps de mes fonctions, m'a apporté le concours de son intelligente pratique.

Pour les maladies oculaires je me suis empressé, dès que j'en ai eu connaissance, de mettre en usage le traitement par les douches d'eau froide de notre collègue de la société de médecine, le docteur Rieux. L'emploi de ce moyen m'a permis de triompher plus rapidement et plus sûrement de bien des affections oculaires que j'avais vu résister jusqu'alors à l'influence d'autres médications.

Si le nombre des affections des voies urinaires est plus limité que dans un hôpital d'adultes, nous avons, je crois, l'occasion plus fréquente de donner des soins à des enfants affectés de calculs vésicaux. 17 fois j'ai eu a pratiquer la taille, j'ai toujours eu recours à la taille latéralisée, qui m'a permis d'enlever cependant des calculs qui ne pesaient pas moins de 32 grammes. Presque toujours l'intervention a été suivie de succès, et une seule fois j'ai vu succomber le malade des suites mêmes de l'opération.

Le nombre des enfants qui entrent dans nos salles pour des lésions traumatiques est considérable.

Pour toute fracture simple, j'ai toujours, après l'application d'un premier bandage amidonné, permis aux parents quand ils le voulaient, de reprendre l'enfant ; j'ai pu ainsi augmenter le nombre des malades traités dans le service et sans aucun préjudice des soins qui devaient leur être donnés.

Le blessé nous était en effet reconduit au moment de l'application des autres appareils, et plus tard, s'il était nécessaire de ramener le membre à un fonctionnement meilleur par l'emploi de douches de vapeur ou de bains locaux, il était facile de réaliser ce traitement sans que le malade séjournât dans nos salles.

La chirurgie des nouveaux-nés, grâce à un local plus confortable et plus agrandi que vous avez bien voulu mettre à notre disposition, a dû prendre dans ces dernières années un essor plus considérable. J'estime à plus de 360 le nombre d'opérations de pieds bots que j'ai eu à pratiquer.

C'est surtout pour cette catégorie de malades que votre coopération m'a été nécessaire. Lorsque après une opération des pieds-bots le malade ne peut pas maintenir par des appareils spéciaux le redressement obtenu, le bénéfice de l'intervention chirurgicale est bien vite perdu. L'argent que vous avez mis à ma disposition m'a permis de combler cette lacune; les chiffres suivants sont assez importants pour que me je plaise à les citer. En 1859, 500 francs étaient alloués au chirurgien pour l'entretien de l'arsenal ; vous avez bien voulu élever à 3,000 fr. ce chiffre d'allocation. Cette somme a presque toute été consacrée à la destination dont je viens de vous parler.

En résumé, messieurs, si nous avions voulu faire un examen complet de notre service chirurgical, il nous eût été facile de faire ressortir toute son importance, toute son utilité. Si le nombre des opérations que nous avons à pratiquer est moins considérable que celui d'un hôpital d'adultes, elles ne sont ni moins importantes, ni moins délicates. Si nous n'avons pas, par exemple, ces opérations de cataracte par extraction qui réclament une dextérité opératoire à toute épreuve, chez nous la trachéotomie doit être pratiquée plus souvent, et tout chirurgien s'accorde, je crois, à affirmer que cette opération chez l'enfant est une des plus délicates et des plus émouvantes que la chirurgie ait à réaliser.

Trois fois, en la pratiquant, j'ai pu sauver d'une mort immédiate et conserver à la vie des enfants qui touchaient à l'agonie. Le sentiment de ce service rendu sera un des souvenirs les plus beaux que j'emporterai du temps passé dans cet hôpital.

Aujourd'hui, messieurs, je viens déposer entre vos mains les fonctions que vous m'avez confiées. Ce n'est pas sans une profonde émotion que je quitte ces salles d'hôpital, où j'aurai vécu les années les plus belles, les années les plus utiles de ma vie. Si la mission de chirurgien d'hôpital a de lourdes charges, quelle compensation n'offre-t-elle pas dans cette vie nouvelle de famille que l'on contracte avec vous, MM. les administrateurs, l'élite de la société lyonnaise, nos malades, nos sœurs hospitalières et ces jeunes hommes que le concours a placés près de nous.

Merci, MM. les administrateurs, pour toute la sympathie que j'ai toujours trouvée auprès de vous, pour tout l'empressement que vous avez toujours mis à réaliser les améliorations que je vous ai demandées. Merci, dignes sœurs hospitalières ; placées auprès de ceux qui souffrent, vous avez toujours été pour nous le modèle le plus constant de ce que peut la sollicitude de tous les moments, l'appui des secours moraux et dévoués. Ici plus que dans tout autre hôpital, vous réalisez la noble mission de la sœur de charité, puisque vous êtes appelées à donner des soins au vieillard et à l'enfant, c'est-à-dire à l'homme à cette période de la vie où il ne peut plus, où il ne peut pas encore trouver aucun secours dans sa propre individualité.

Ces sentiments d'abnégation chrétienne et de dévoûment, vous les puisez, du reste, à une source qui les met au-dessus de tout éloge.

Vous aussi, MM. les chirurgiens et internes, je tiens à vous exprimer, avec mes regrets de vous quitter, mes remercîments pour la coopération que vous m'avez fournie. La voix loyale du concours vous a appelés à occuper le premier poste au lit de nos malades, et dans cet emploi difficile, je suis heureux d'affirmer que je n'ai trouvé en défaut ni votre aptitude, ni votre zèle.

Ici, vous avez appris de bonne heure ce que c'est que le labeur médical, la responsabilité, le devoir, le sentiment du service rendu. Aussi, j'espère que ce sera parmi vous que se recrutera l'honneur du corps médical.

Chers et honorés prédécesseurs, vos exemples m'ont montré le chemin à suivre; vos conseils m'ont dirigé. Pour l'accoucheur plus que pour tout autre, il est de ces cas difficiles où l'on doit se défier de ses propres forces; je vous ai toujours trouvés empressés à m'apporter, dans ces occasions, le concours d'une expérience plus autorisée.

Jaloux de l'honneur du majorat, je ne puis que me féliciter de l'avènement de l'ami que je vois arriver aujourd'hui. Le mérite de ses travaux antérieurs, ses recherches déjà si nombreuses sur l'hygiène des maternités portent plus haut que je ne pourrai le faire sa valeur personnelle.

Pour moi, Messieurs, en abandonnant ces pouvoirs dont le terme expire, je regrette de n'avoir pas assez fait; j'emporte du moins avec moi la conscience d'avoir agi dans la limite de mes forces. Heureux si je puis espérer me constituer une place parmi ces pléiades d'hommes utiles qui m'ont devancé dans cette carrière.

LYON. — IMPRIMERIE D'AIMÉ VINGTRINIER.

www.ingramcontent.com/pod-product-compliance
Ingram Content Group UK Ltd.
Pitfield, Milton Keynes, MK11 3LW, UK
UKHW020416230726
13925UKWH00004B/1459